시니어 우울증 예방·치료를 위한
시멘토 마음건강 워크북 〈5편〉

목차

건강한 식생활 습관 들이기	2p	과녁 맞히기 게임	18p
내가 보고 싶은 사람	3p	지워진 그림 완성하기	19p
계절과 어울리는 단어	4p	약점을 강점으로 바꾸기	20p
친절 베풀기	5p	음식 재료	21p
장미 종이접기	6p	추억 속 친구	22p
주방 모습 기억하기 1	7p	숨은 그림 색칠하기	23p
주방 모습 기억하기 2	8p	도전! 매일 걸어보기	24p
잘린 그림 완성하기	9p	단어 해석하기	25p
이번 해에 기억에 남은 것	10p	나만의 화분 만들기	26p
근육을 튼튼하게 만드는 스트레칭	11p	나의 청소 계획표	27p
시 따라 쓰기	12p	그림 합치기	28p
그림 합치기	13p	나의 생활계획표	29p
의좋은 형제	14p	예쁜 전통과자	30p
똑같이 색칠하기	16p	감사 일기	31p
나의 장점	17p	정답	32p

년   월   일   요일

건강한 식생활 습관 들이기

아래의 내용을 읽고 건강한 식생활 습관을 들여보세요.

❋ 오늘 무엇을 먹었는지 적어보세요.

아침	
점심	
저녁	
간식	

❋ 아래 내용을 참고하여, 건강한 식생활 습관을 들여보세요.

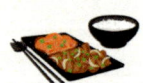 1. 한 번에 많이 먹기보단, 적은 분량으로 자주 먹어요.

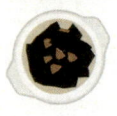 2. 치아에 부담이 덜 가도록 조리하고, 영양소가 높은 식사를 해요.

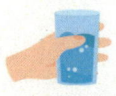 3. 수분 섭취를 충분히 해주어요.

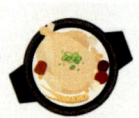 4. 가끔은 내가 좋아하는 비싼 식사를 해요.

건강한 식생활을 유지하는 것은 우울증 예방 및 개선이 도움이 됩니다.
오늘부터 천천히 규칙적으로 식사를 해봅시다.

년 월 일 요일

내가 보고 싶은 사람

내가 보고 싶은 사람을 그려보세요.

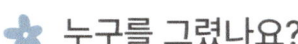 누구를 그렸나요?

_____

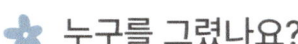 내가 그린 사람과의 추억을 떠올려 보고, 하단에 내용을 적어보세요.

년   월   일   요일

계절과 어울리는 단어

사진의 단어들을 어울리는 계절에 적어보세요.

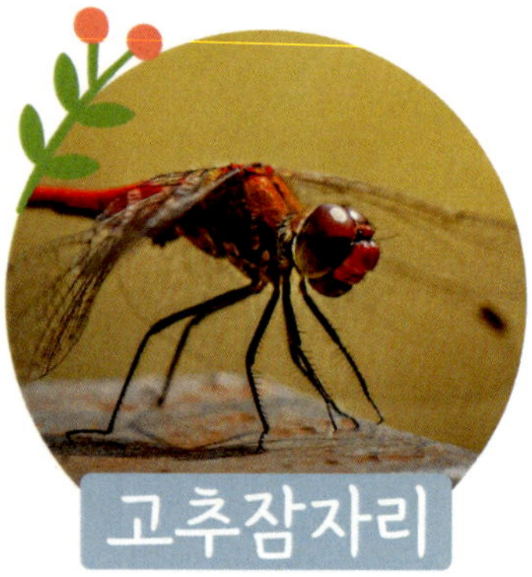

고추잠자리	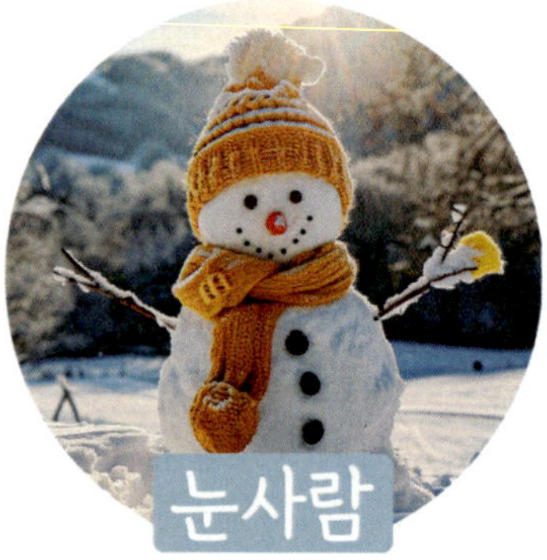 눈사람	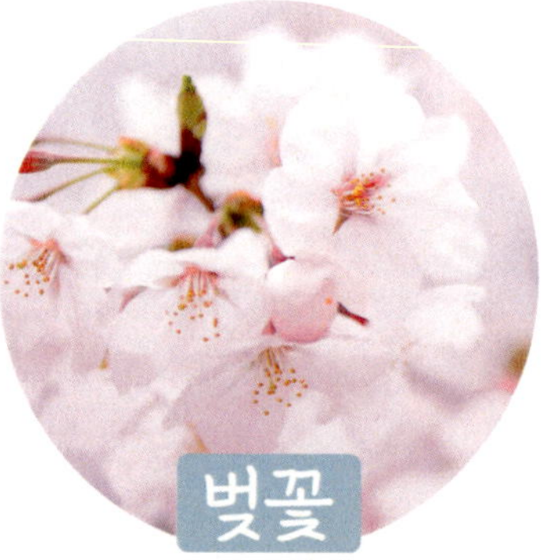 벚꽃
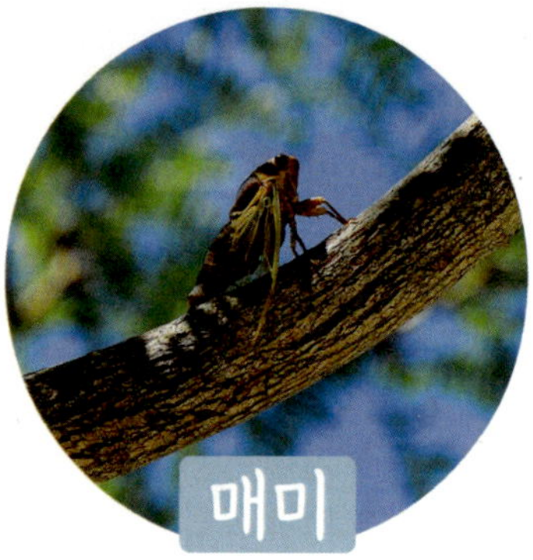 매미	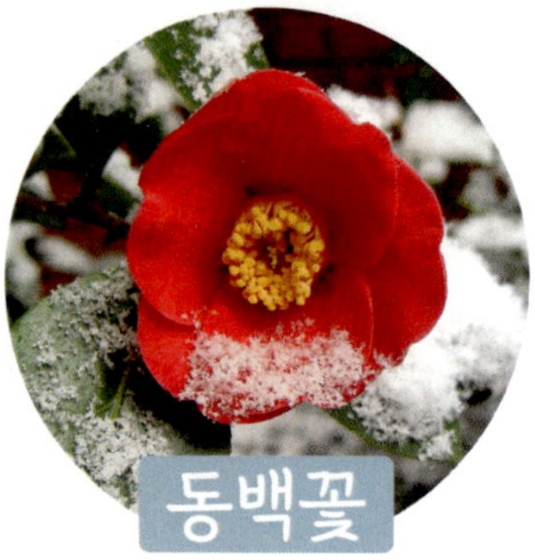 동백꽃	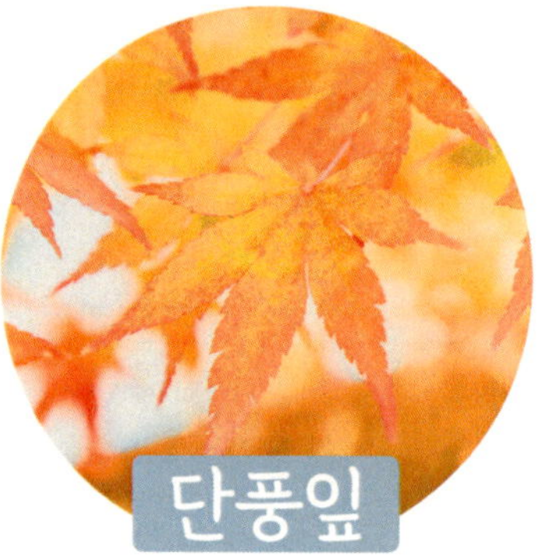 단풍잎
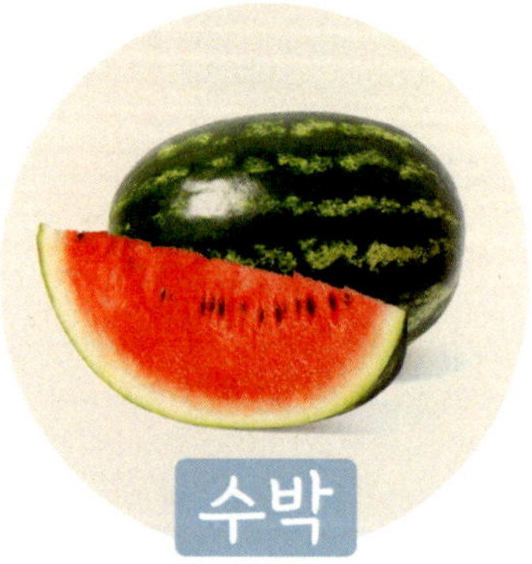 수박	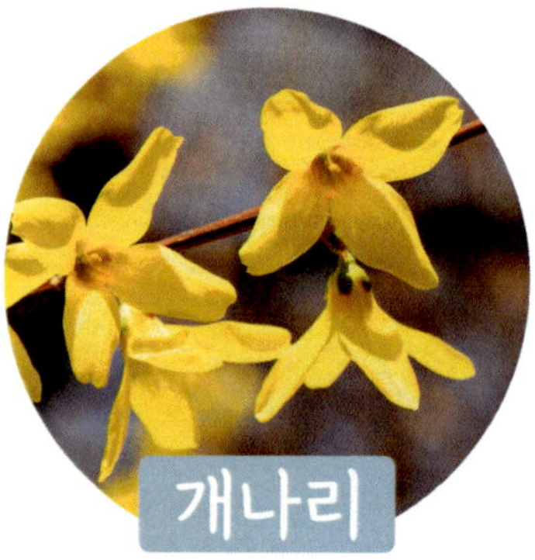 개나리	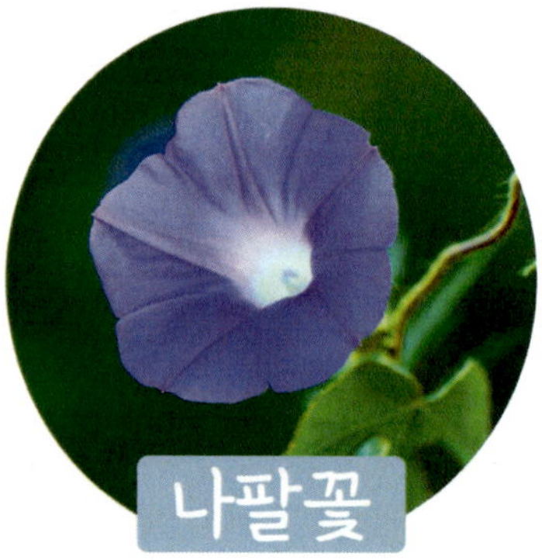 나팔꽃

봄	여름	가을	겨울

년 월 일 요일

친절 베풀기

아래의 내용을 읽고, 답해보세요.

> 다른 사람에게 친절을 베푸는 것은
> 호의를 받는 사람뿐만 아니라 나에게도 도움이 되는 일입니다.
> 사소한 일이라도 좋으니, 선행을 하거나 감사의 말을 전해보아요.

❋ 사소한 일이라도 좋으니, 한 달 동안 내가 베푼 선행 5개를 적어보세요.

1.
2.
3.
4.
5.

❋ 다른 사람에게 친절을 베풀었을 때 어떤 기분이 들었나요?

❋ 나에게 친절을 베푼 사람에게 감사 인사를 적어보세요.

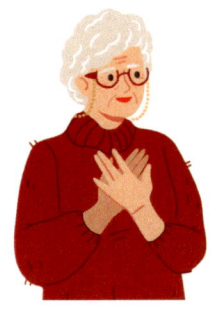

장미 종이접기

아래 종이접기 순서를 보고 예쁘게 따라 접어보세요.

 장미 종이접기 순서

①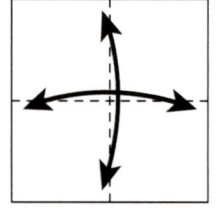
가로 세로 방향으로
접었다 펴요.

②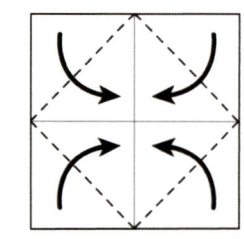
점선을 따라 접어요.

③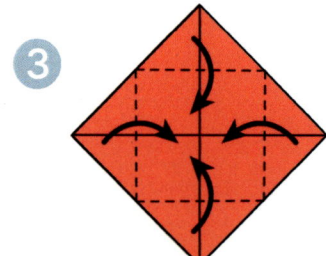
점선을 따라 접어요.

④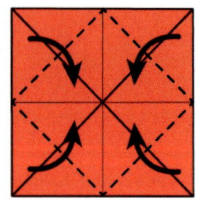
점선을 따라 접어요.

⑤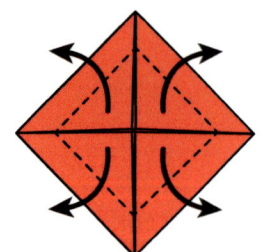
점선을 따라 접어요.

⑥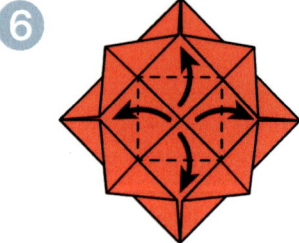
점선을 따라 접어요.

⑦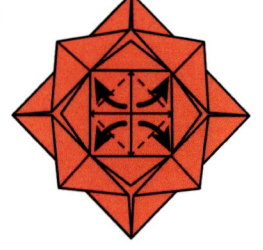
점선을 따라 접어요.

⑧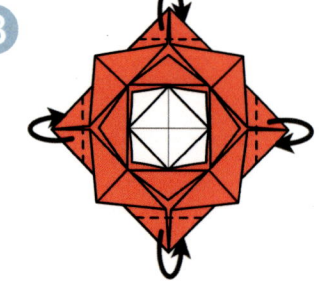
점선을 따라
뒤로 접어요.

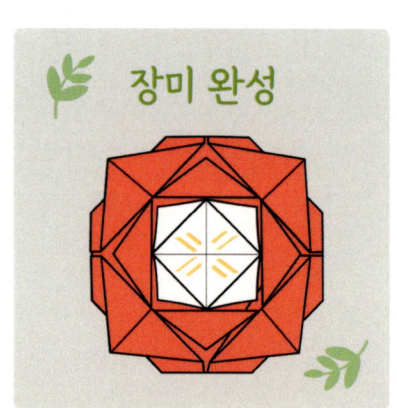
장미 완성

년   월   일   요일

주방 모습 기억하기 1

주방 모습을 잘 기억하고, 다음 장으로 넘어가세요.

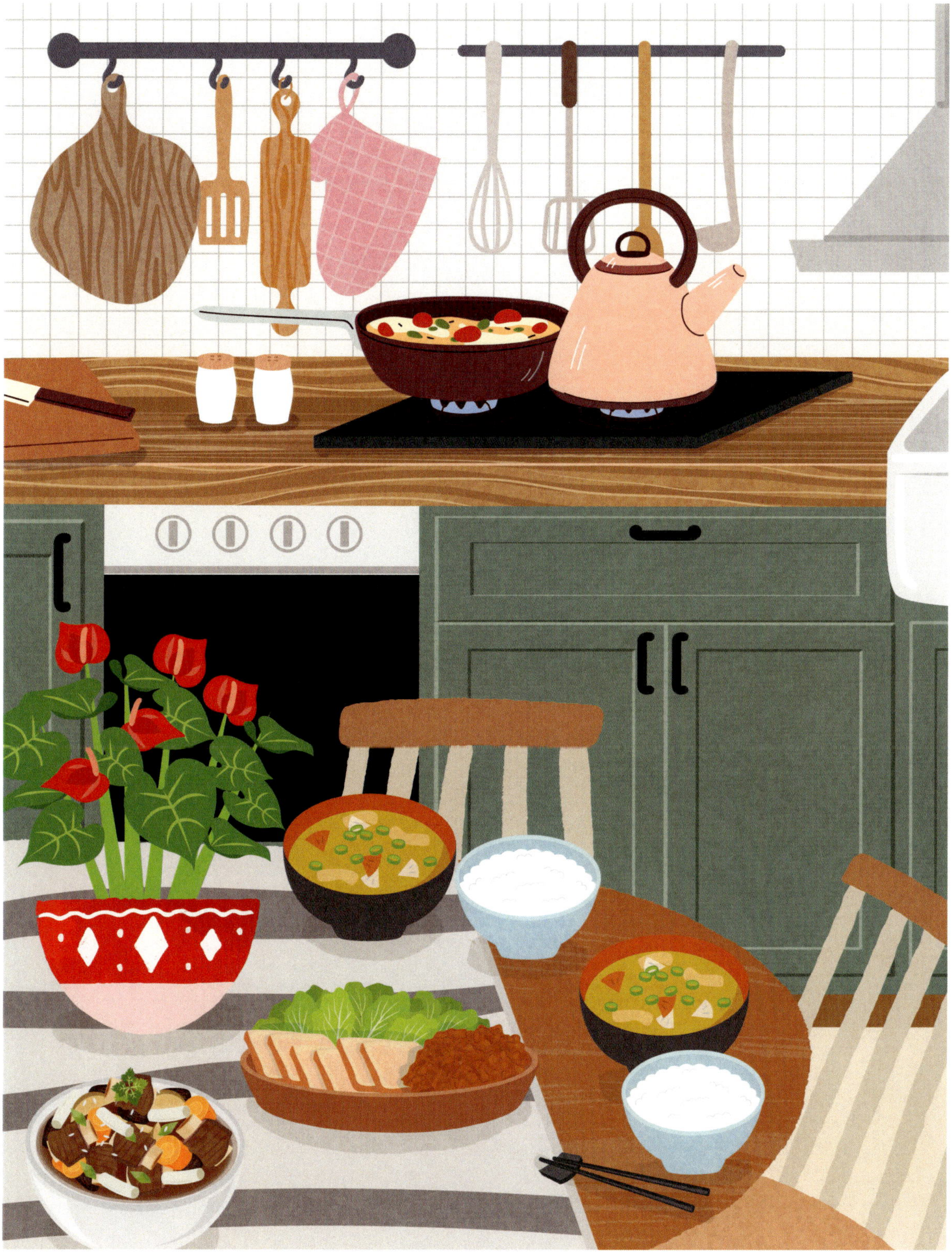

주방 모습 기억하기 2

앞 장을 잘 기억해 보고, 아래 질문에 답해보세요.

1. 식탁 위에 있던 화분은 무엇인가요?

2. 벽에 걸려 있던 주방장갑 색은 어떤 색이었나요?

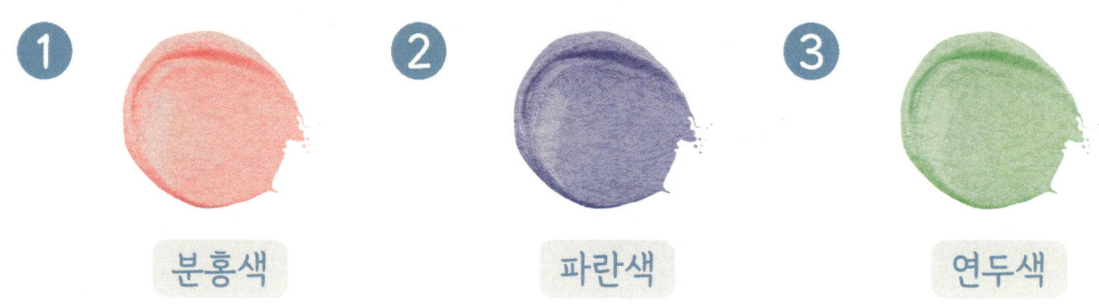

3. 불 위에 올려져 있지 않은 것은 무엇인가요?

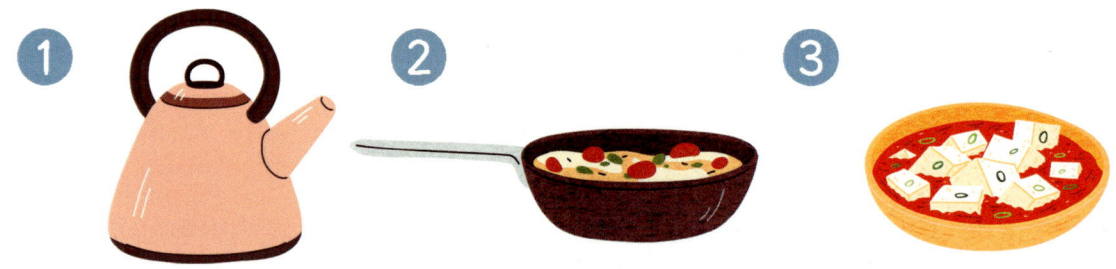

4. 식탁 위에 없는 것은 무엇인가요?

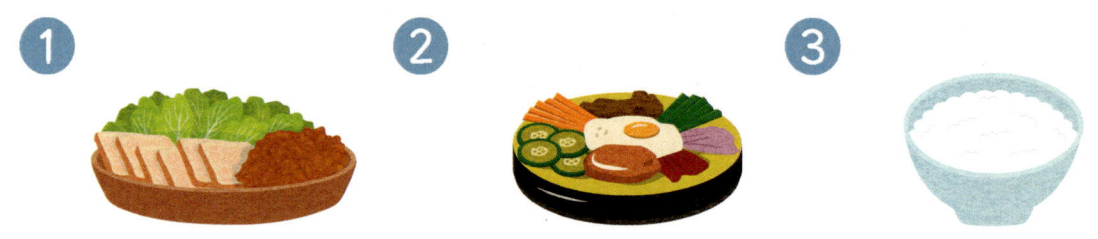

잘린 그림 완성하기

그림을 완성하는 데 필요한 조각을 찾아 동그라미 해보세요.

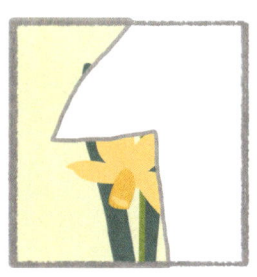 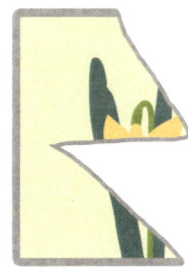 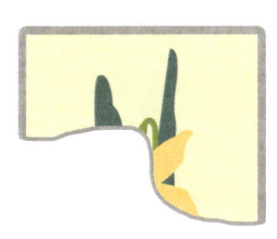 

 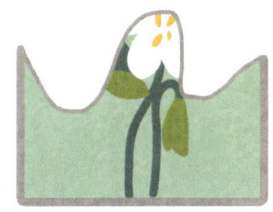 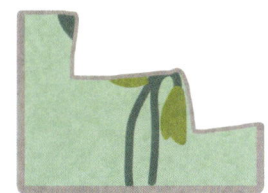 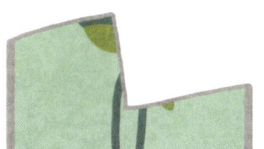

 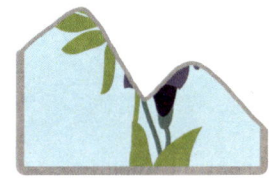  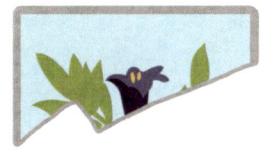

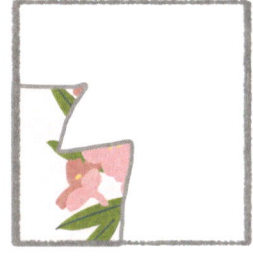 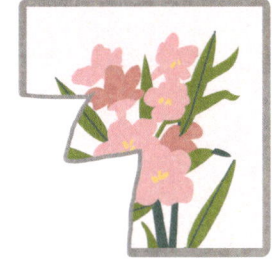 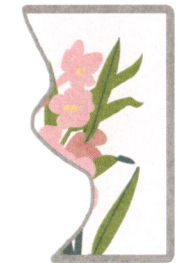 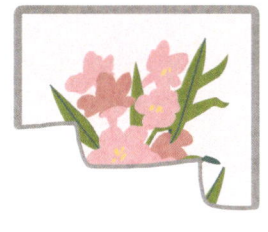

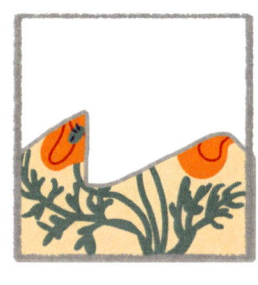 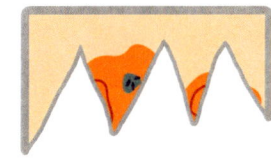 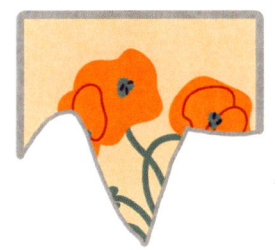 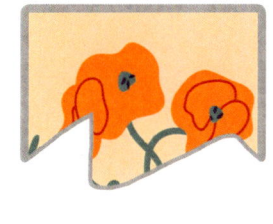

년   월   일   요일

이번 해에 기억에 남은 것

아래의 내용을 읽고, 답해보세요.

❋ 이번 해에 들은 칭찬 중에 제일 기억에 남는 말을 적어보세요.

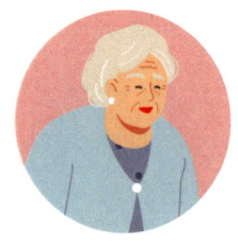 

❋ 이번 해에 한 일 중에 가장 보람찬 일을 적어보세요.

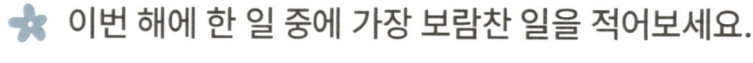

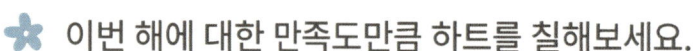

❋ 이번 해에 대한 만족도만큼 하트를 칠해보세요.

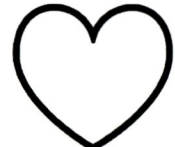  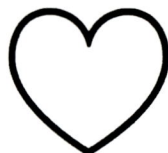 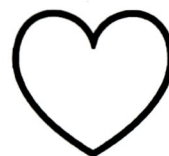 

❋ 내년엔 어떻게 지내고 싶나요? 하단에 내 생각을 적어보세요.

년   월   일   요일

근육을 튼튼하게 만드는 스트레칭

아래 스트레칭 동작을 보고 따라 해보세요.

꾸준한 운동은 신체적, 정신적 건강에 긍정적인 도움을 줍니다.
걷기나 스트레칭 등 간단한 운동부터 천천히 시작해 보세요.

❋ 엉덩이 근육강화 스트레칭

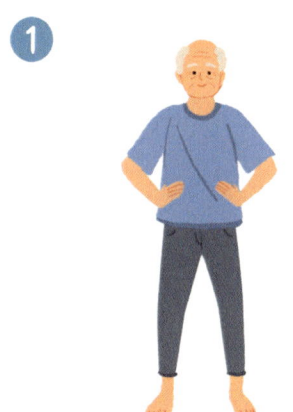 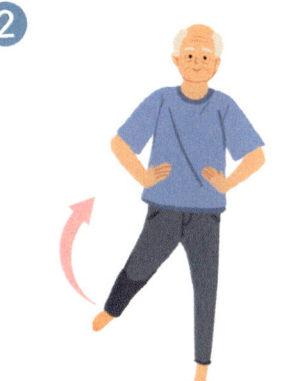 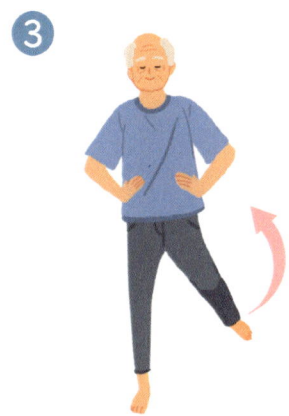

| ① 다리를 어깨너비로 벌리고 손을 허리에 둡니다. | ② 다리를 쭉 편 뒤 대각선 뒤로 들었다 내립니다. | ③ 반대편 다리도 동일하게 해줍니다. |

❋ 복부 근육 강화 스트레칭

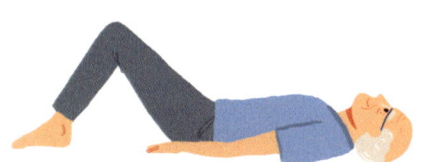 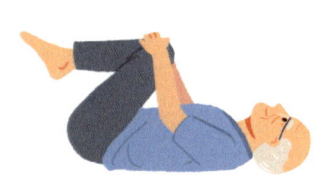 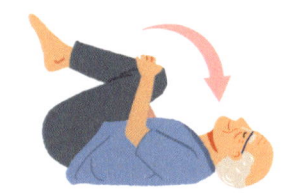

① 바닥에 누운 후 두 무릎을 세웁니다.

② 무릎을 들어 올려 손으로 무릎을 감쌉니다.

③ 무릎을 가슴 쪽으로 당겨 15초간 유지합니다.

년 월 일 요일

시 따라 쓰기

아래의 시를 소리 내어 읽어 보고, 하단에 따라 적어 보세요.

사랑하는 까닭

한용운

내가 당신을 사랑하는 것은
까닭이 없는 것은 아닙니다.
다른 사람들은 나의 홍안만을 사랑하지만은
당신은 나의 백발도 사랑하는 까닭입니다.

내가 당신을 사랑하는 것은
까닭이 없는 것은 아닙니다.
다른 사람들은 나의 미소만을 사랑하지만은
당신은 나의 눈물도 사랑하는 까닭입니다.

내가 당신을 사랑하는 것은
까닭이 없는 것은 아닙니다.
다른 사람들은 나의 건강만을 사랑하지만은
당신은 나의 죽음도 사랑하는 까닭입니다.

❋ 시에 대해 느낀 점을 얘기해 보고, 하단에 시를 따라 적어보세요.

그림 합치기

예시를 참고하여 왼쪽 그림을 합쳐, 오른쪽에 그려보세요.

예시

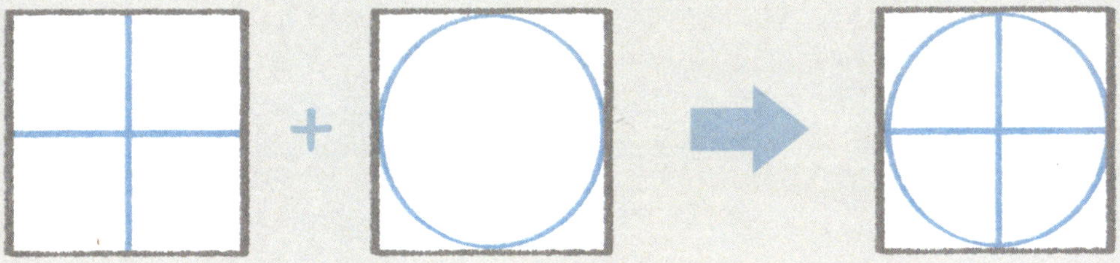

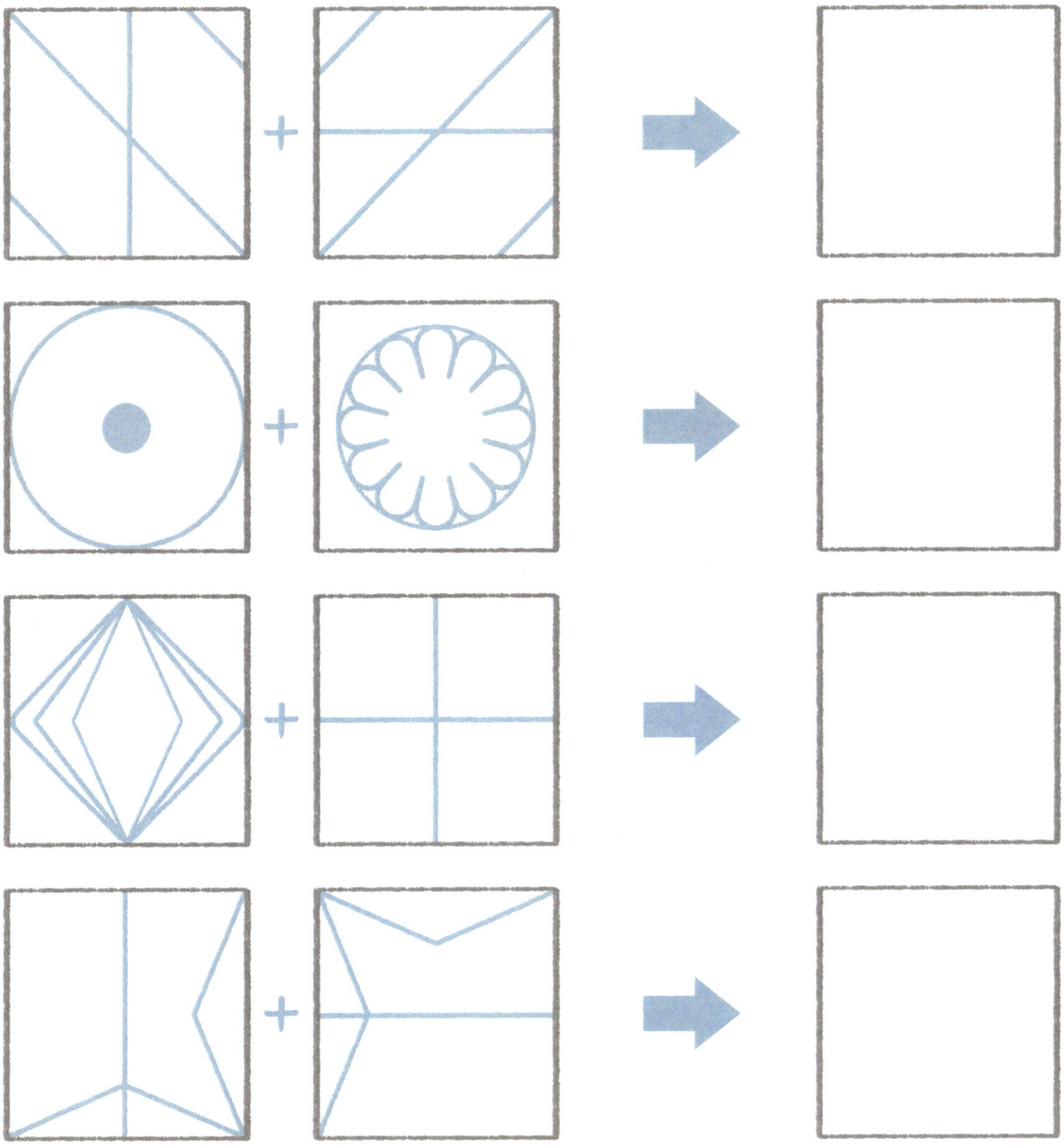

의좋은 형제

동화 의좋은 형제를 읽어보세요.

 옛날 옛날, 어느 마을에 사이좋기로 소문난 형제가 살았습니다. 결혼한 형은 마을의 위쪽, 어머니와 함께 사는 아우는 마을의 아래쪽에 살았습니다. 이 형제의 사이가 얼마나 좋았냐 하면, 음식이 하나라도 생기면 반드시 나눠 먹었습니다. 형제는 농사도 서로 도와가며, 사이좋게 지었습니다. 봄에는 형이 쟁기를 잡고, 아우가 소를 끌며 밭을 갈았습니다. 여름에는 나란히 허리를 굽혔다 펴며 김매기를 했습니다. 가을에는 형이 '얼쑤!' 하면, 아우가 '절쑤!' 하며, 볏단을 쌓아 올렸습니다.

 형제의 논에는 마을 어느 집보다 볏단이 높게 쌓였습니다. 형과 아우는 볏단을 사이좋게 반반 나눠 가졌습니다. 그날 밤, 집으로 돌아온 형은 이 생각 저 생각이 떠올라 도통 잠이 오지 않았습니다. 바로 아우의 생각이 나서였습니다.

 '아우가 어머니를 모시고 사니 볏단이 더 필요할 거야. 그냥 주면 안 받는다고 할 텐데…'

 형은 이리 뒤척, 저리 뒤척이다가 좋은 생각을 떠올렸습니다. 바로 아우 몰래 아우네 집에 볏단을 옮겨놓는 것이었습니다. 형은 식구들이 깨지 않게 살금살금 방에서 나와, 동생의 곳간에 볏단을 갖다 놓고 돌아왔습니다. 그리고 그 시각, 아우도 형과 똑같은 생각을 하고 있었습니다.

'형님은 장가를 가서 식구가 많으니, 볏단이 더 필요할 거야. 몰래 갖다 놓아야겠다!'

동생도 형의 곳간에 볏단을 몰래 갖다 놓고 돌아왔습니다. 하루가 저물고 다음 날, 형제는 서로의 곳간을 보고 깜짝 놀랐습니다. 볏단이 하나도 줄지 않고 그대로였기 때문이었습니다. 두 형제는 의아함을 느꼈지만, 오늘 밤 다시 서로의 곳간에 볏단을 가져다 놓기로 마음먹었습니다. 그리고 다음 날, 형제는 자신의 곳간을 여는 순간 깜짝 놀라고 말았습니다. 이번에도 서로의 곳간에 볏단이 그대로였기 때문이었습니다.

다시 밤이 되자 형제는 또다시 볏단을 가지고 서로의 곳간으로 걸어갔습니다. 그런데 그만 가던 길에서 만나고 말았습니다. 두 형제는 서로를 만나자 놀라게 되었습니다. 하지만 곧 그간 있던 일을 서로에게 들으며, 부둥켜안고 눈물을 흘렸습니다. 그 이후로도 둘은 오래오래 사이좋게 살았답니다.

✽ 전래동화 '의좋은 형제'를 읽고 어떤 생각을 했나요?

_____
_____

✽ 나와 사이가 좋은 사람을 떠올려 보고, 고마운 점을 적어보세요.

_____
_____
_____

년 월 일 요일

똑같이 색칠하기

왼쪽 그림을 보고 오른쪽에 똑같이 색칠해 보세요.

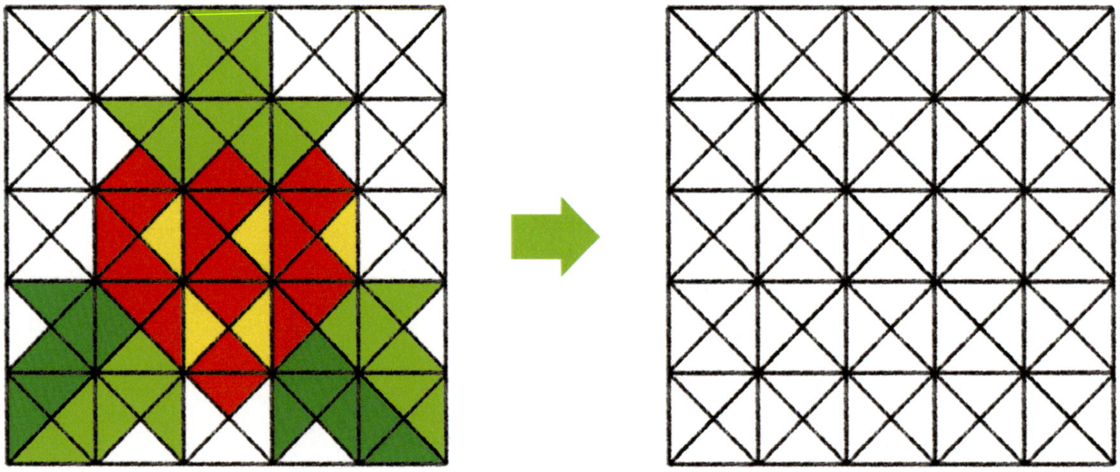

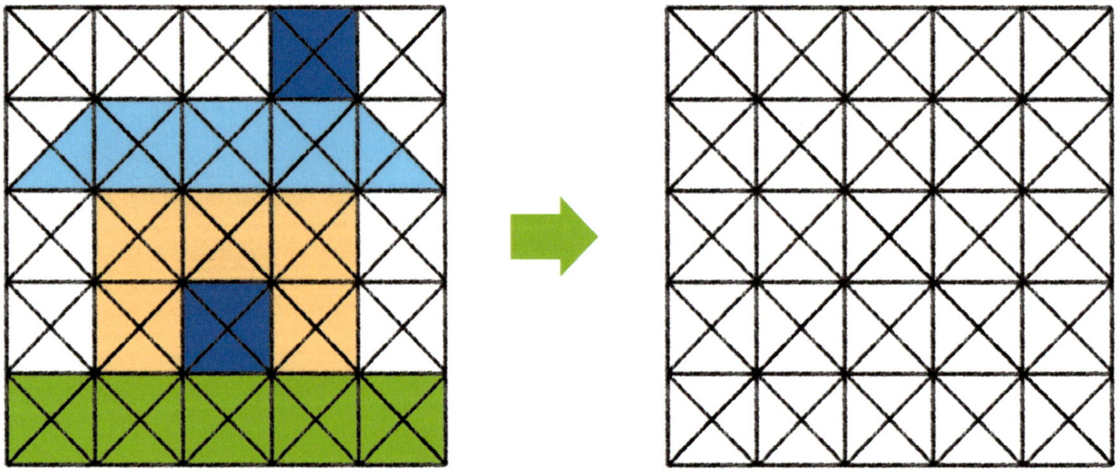

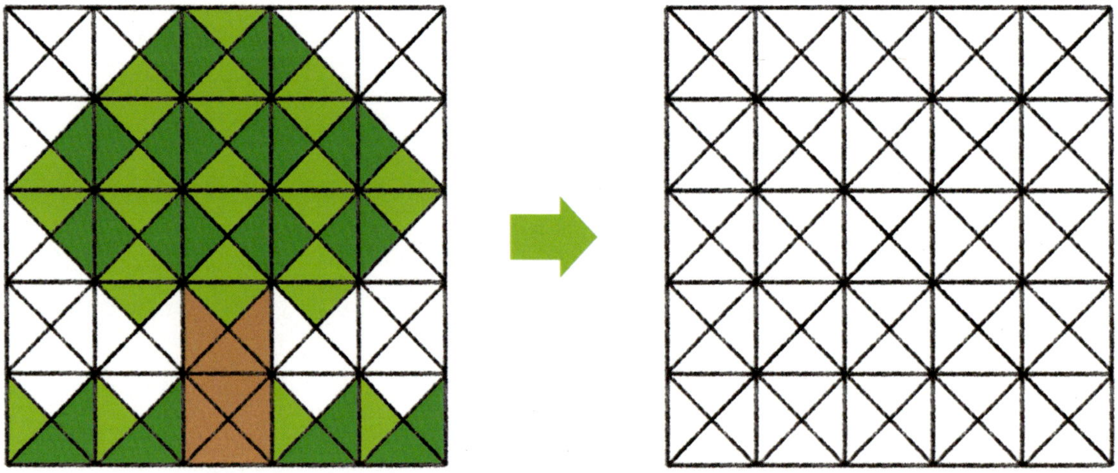

년   월   일   요일

나의 장점

나의 장점을 생각하며 아래 질문에 답해보세요.

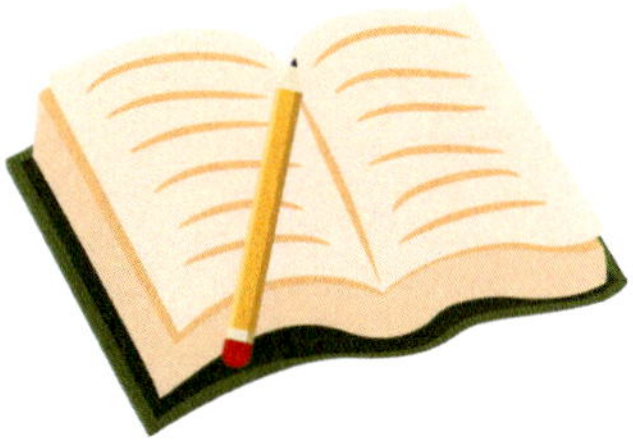

❋ 내가 생각하는 나의 장점을 적어보세요.

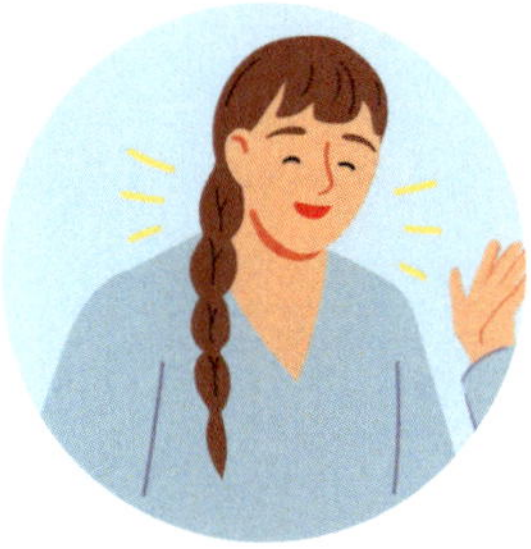

❋ 다른 사람이 말해준 나의 장점을 적어보세요.

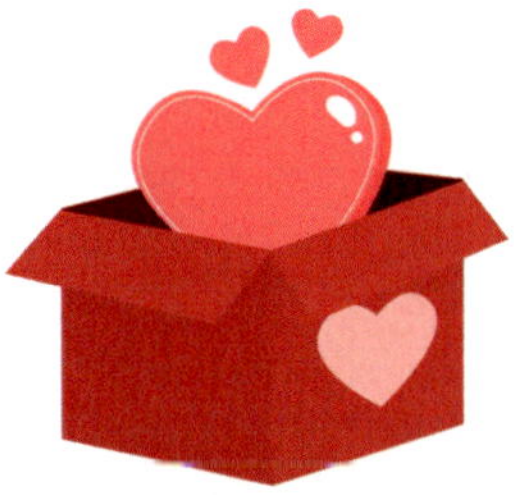

❋ 나의 장점 중 가장 마음에 드는 것은 무엇인가요?

❋ 내게 힘이 될 말을 적어보세요.

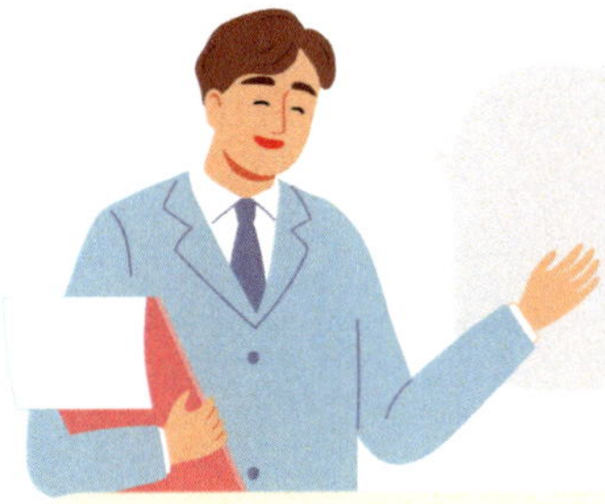

자존감은 시간을 들여 배워나갈 수 있습니다.
사소한 것이라도 좋으니, 스스로를 칭찬하며 자존감을 키워나가 봅시다.

년 월 일 요일

과녁 맞히기 게임

세트별로 과녁에 5발씩 쏘았을 때,
두 명 중 누가 게임에서 이겼는지 맞혀보세요.

사람	1세트	2세트
김순자		
박인명		

1세트에서 이긴 사람은 누구인가요?   정답: _____

2세트에서 이긴 사람은 누구인가요?   정답: _____

1세트와 2세트의 결과를 합했을 때 이긴 사람은 누구인가요?   정답: _____

지워진 그림 완성하기

왼쪽 그림을 참고하여 오른쪽 그림을 완성하고,
원하는 색으로 색칠해 보세요.

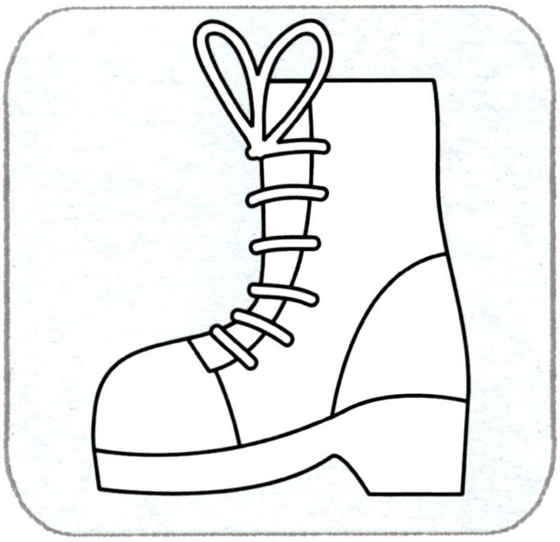

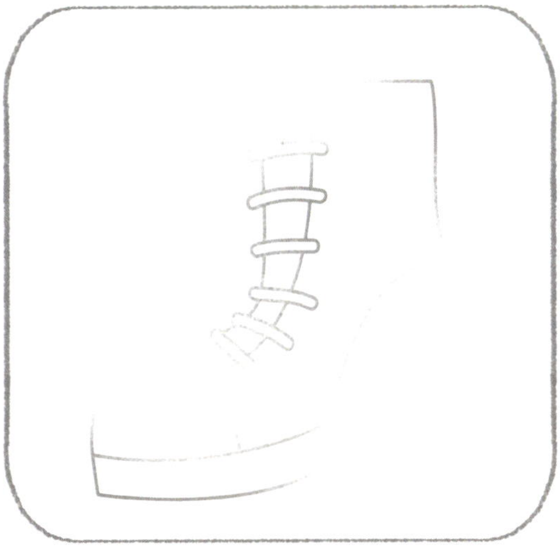

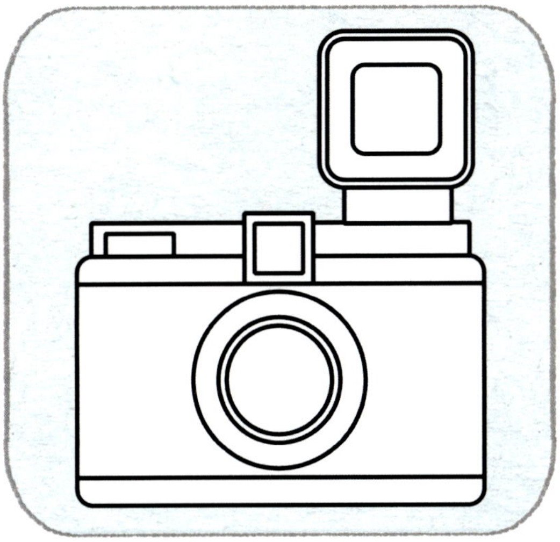

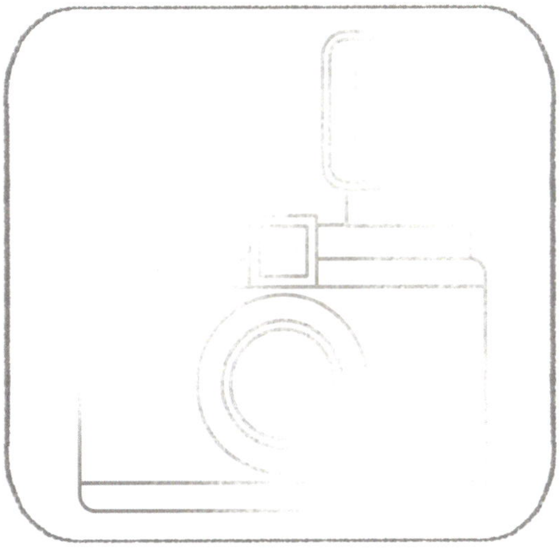

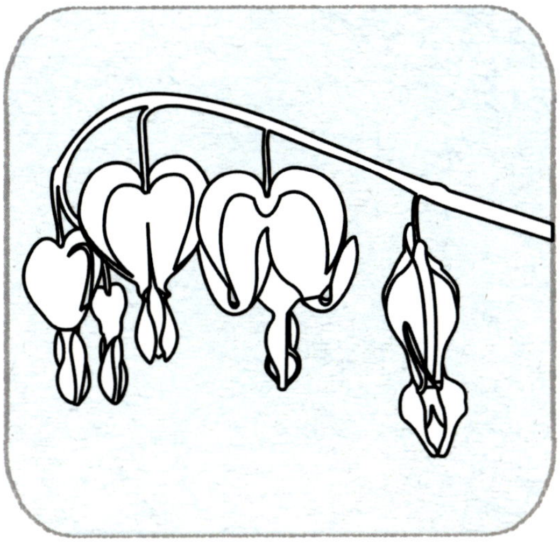

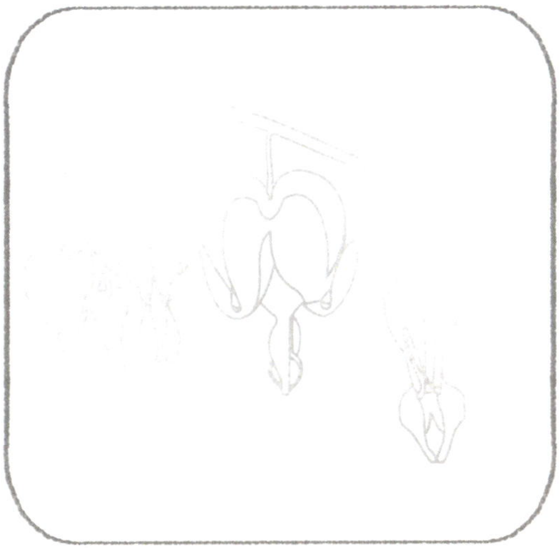

년 월 일 요일

약점을 강점으로 바꾸기

나의 약점을 강점으로 바꿔 적어보세요.

평소 내가 약점이라고 생각하는 부분은 생각하는 것에 따라 강점이 될 수 있습니다. 부정적인 생각 대신 긍정적으로 생각해 보세요.

❋ 평소 나의 약점이라고 생각한 것을 적고, 강점으로 바꿔서 적어보세요.

나의 약점	나의 강점으로 바꾸기
나는 생각이 너무 많아.	예시) 나는 섬세한 사람이야!

❋ 평소 나의 약점이라고 생각한 성격을 적고, 긍정적으로 바꿔보세요.

부정적인 표현	긍정적인 표현

년 월 일 요일

음식 재료

사진 아래의 빈칸에 알맞은 글자를 써넣어 음식 재료의 이름을 완성하고,
오른쪽 빈칸에 해당 재료가 들어가는 음식 3가지를 적어보세요.

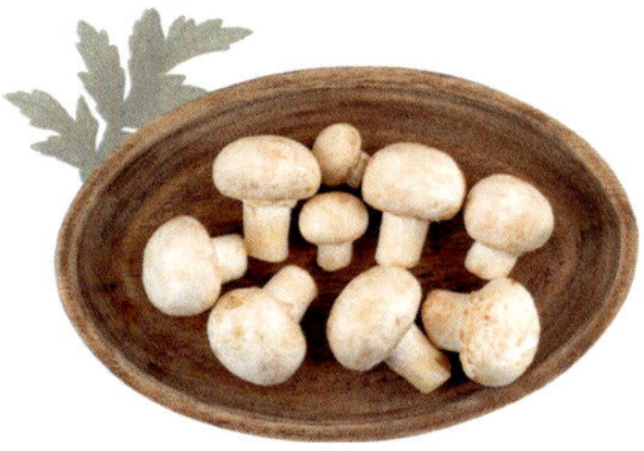

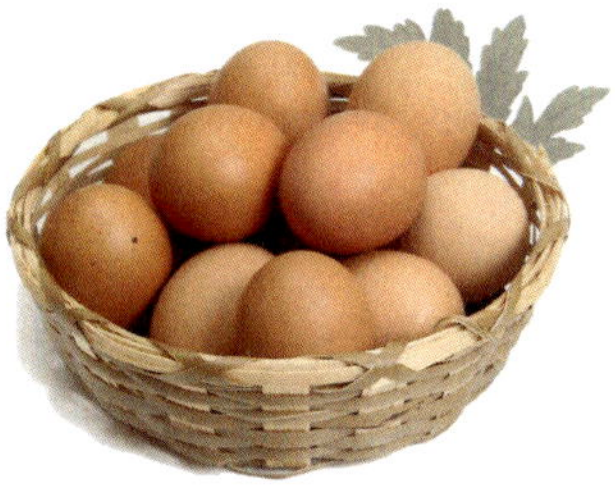

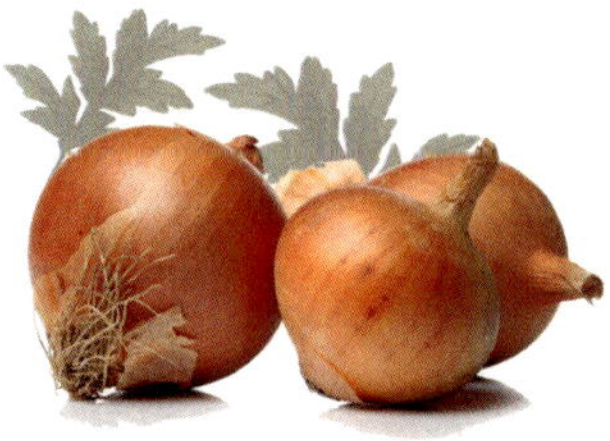

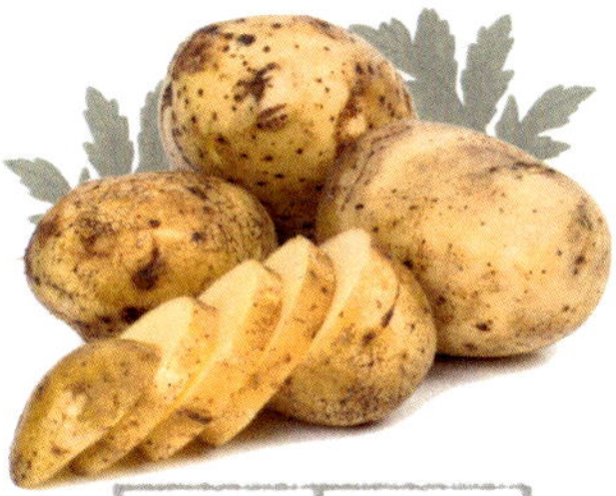

년   월   일   요일

추억 속 친구

나의 친구들을 떠올리며 아래 질문에 답해보세요.

❁ 어린 시절에 친했던 친구들을 그려보고, 나와 어떤 사이였는지 적어보세요.

이름: 이름:

_____   _____

_____   _____

_____   _____

❁ 친구와의 추억을 떠올려보고, 하단에 내용을 적어보세요.

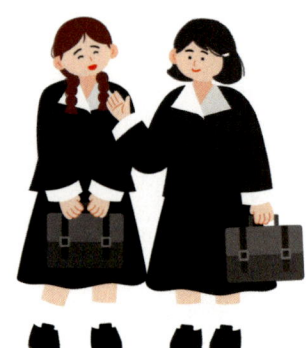

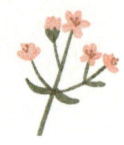

년 월 일 요일

숨은 그림 색칠하기

〈보기〉를 참고하여, 주어진 색깔대로 그림을 색칠해 보세요.

〈보기〉

1 → 하늘색 2 → 초록색 3 → 빨간색 4 → 연두색

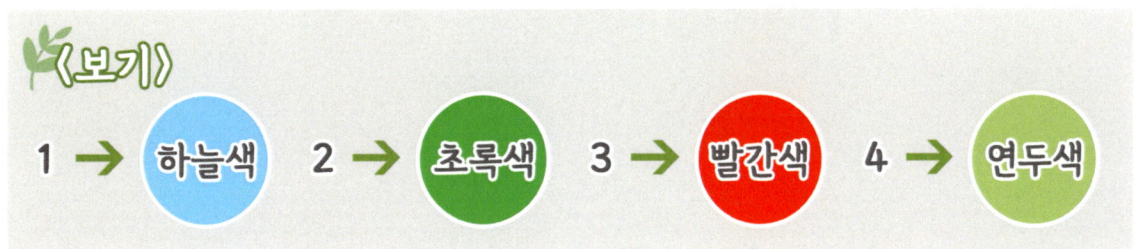

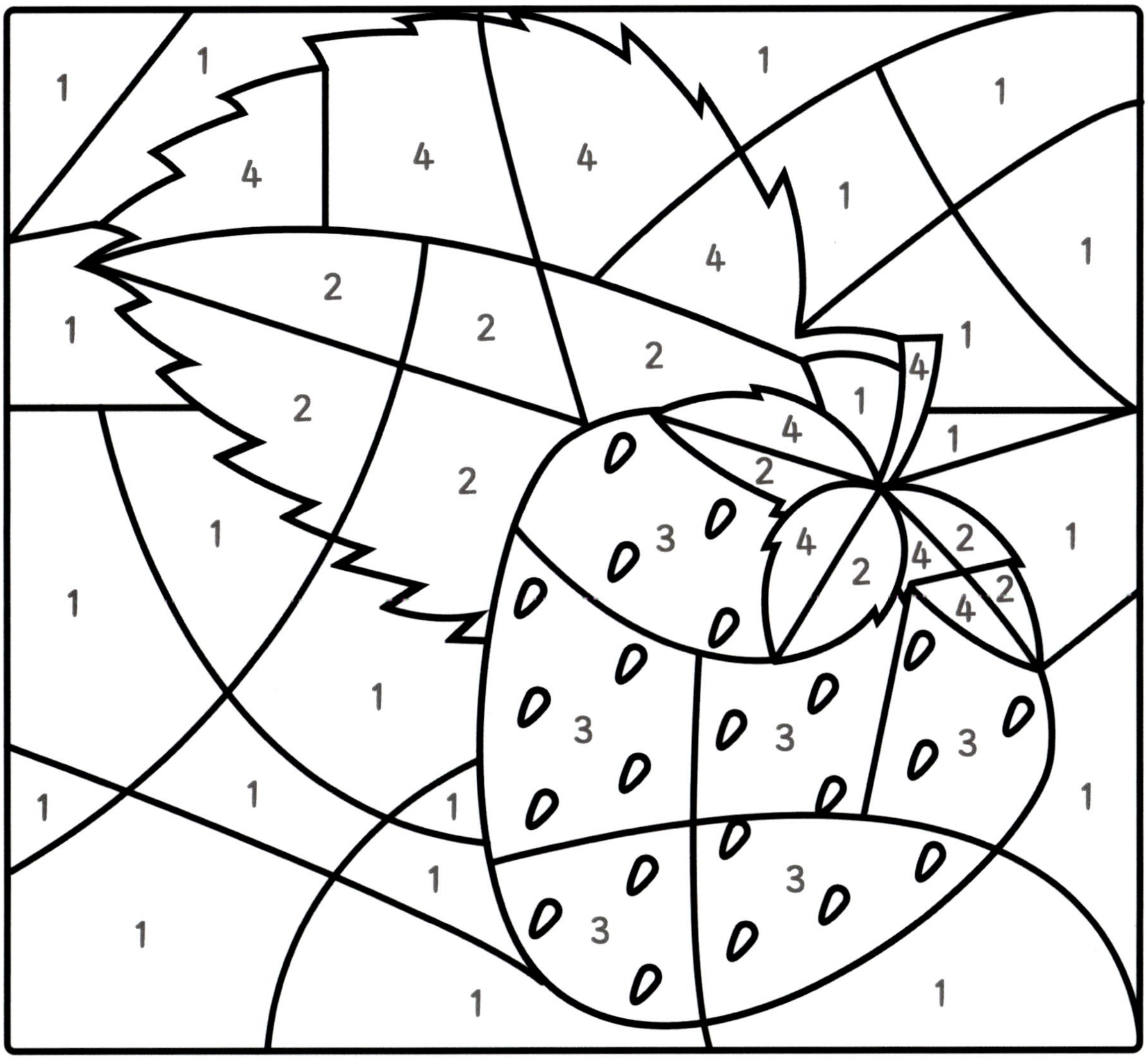

숨어 있는 그림은 무엇인가요? 정답: ____________

년   월   일   요일

도전! 매일 걸어보기

아래의 내용을 읽고, 실천해 보세요.

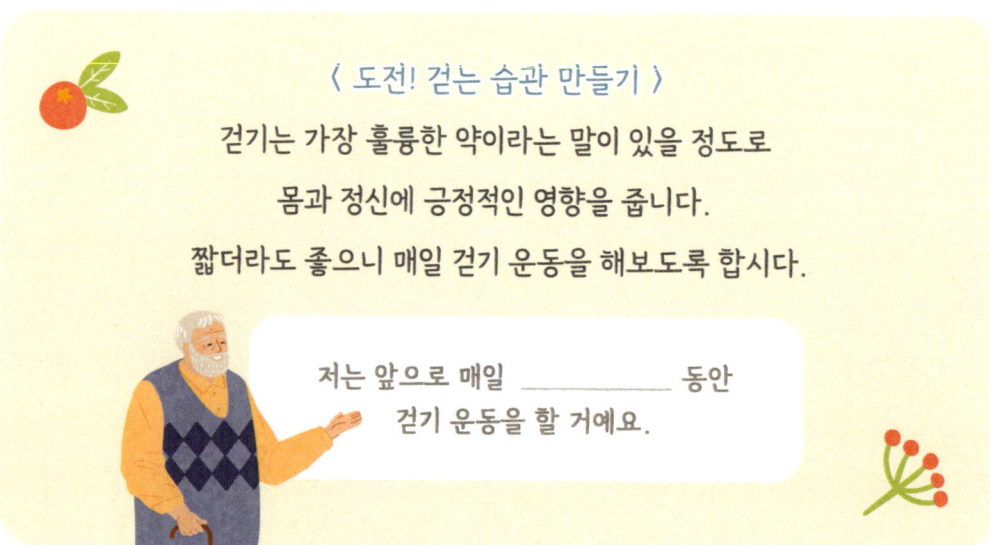

< 도전! 걷는 습관 만들기 >

걷기는 가장 훌륭한 약이라는 말이 있을 정도로
몸과 정신에 긍정적인 영향을 줍니다.
짧더라도 좋으니 매일 걷기 운동을 해보도록 합시다.

저는 앞으로 매일 _____ 동안
걷기 운동을 할 거예요.

❁ 아래 내용을 참고하여, 걷기 운동을 해보세요.

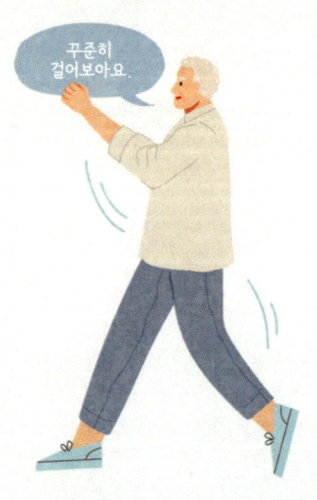

꾸준히
걸어보아요.

1. 고개와 등을 곧게 펴고 걸어요.

2. 발꿈치부터 착지하며 걸어요.

3. 아랫배에 힘을 주면서 걸어요.

4. 가슴이 지나치게 두근거리거나,
   몸에 통증이 느껴지면 멈추어요.

❁ 걷기 운동을 하며, 어떤 곳을 걸었는지, 무엇을 보았는지 적어보세요.

_____

_____

단어 해석하기

<보기>를 참고하여 빈칸에 올바른 글자를 적어보세요.

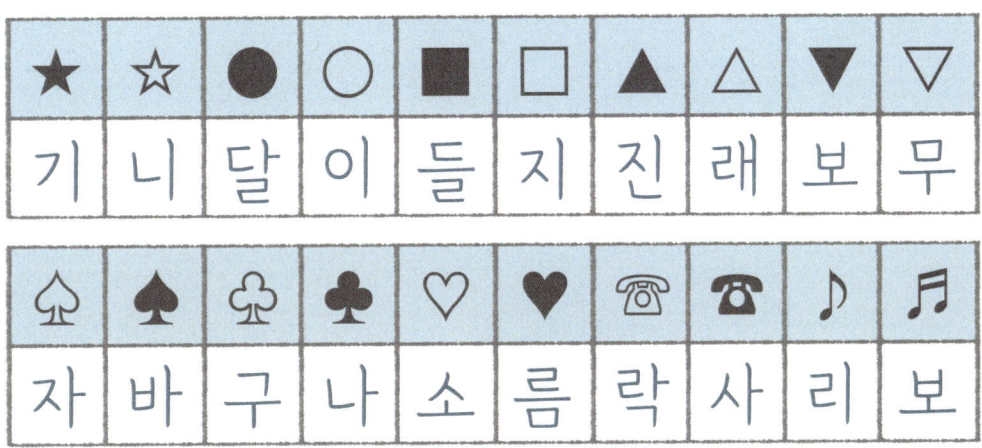

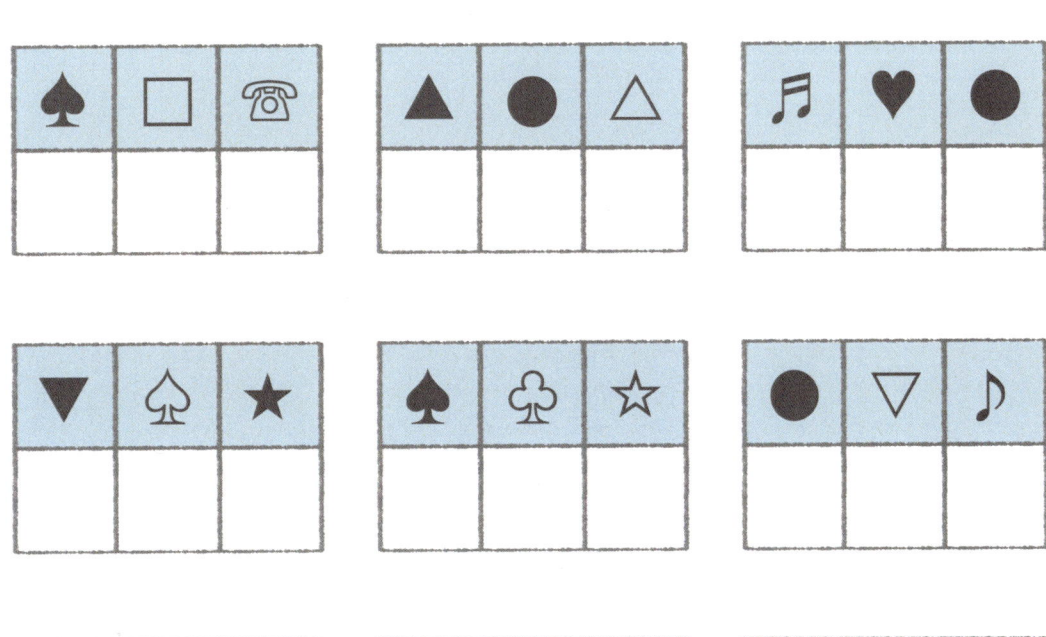

년 월 일 요일

나만의 화분 만들기
화분에 자유롭게 식물을 그리고, 이름을 붙여 보세요.

《예시》

이름:

🌸 어떤 식물을 그렸나요? _____

🌸 키워보고 싶은 식물이 있나요? _____

> 식물을 바라보면 뇌에서 마음에 안정감을 주는 뇌파가
> 활성화되어 스트레스가 감소되고 우울감 완화에 도움이 됩니다.
> 식물을 길러보거나, 산책을 다니며 식물을 보는 건 어떨까요?

년   월   일   요일

나의 청소 계획표

나만의 청소 계획표를 만들어 보세요.

> 땀을 흘리며 청소를 하면 집안이 깨끗해질 뿐 아니라,
> 우울증에도 좋은 영향을 줍니다.
> 최소 일주일에 한 번씩 내가 사는 곳을 청소해 보세요.

✿ 나는 그간 며칠을 주기로 청소를 했나요? _____

✿ 지금 우리 집은 청결한가요? _____

✿ 나만의 청소 목표를 세워보고, 실천한 것에 동그라미 표시해 봅시다.

나의 목표					
(예시) 화장실 청소	○				

✿ 청소 목표를 모두 실천해 보고, 느낀 점과 만족스러웠던 점을 적어보세요.

년 월 일 요일

그림 합치기

〈보기〉를 참고하여 왼쪽 그림을 합쳐, 오른쪽에 그려보세요.

〈보기〉

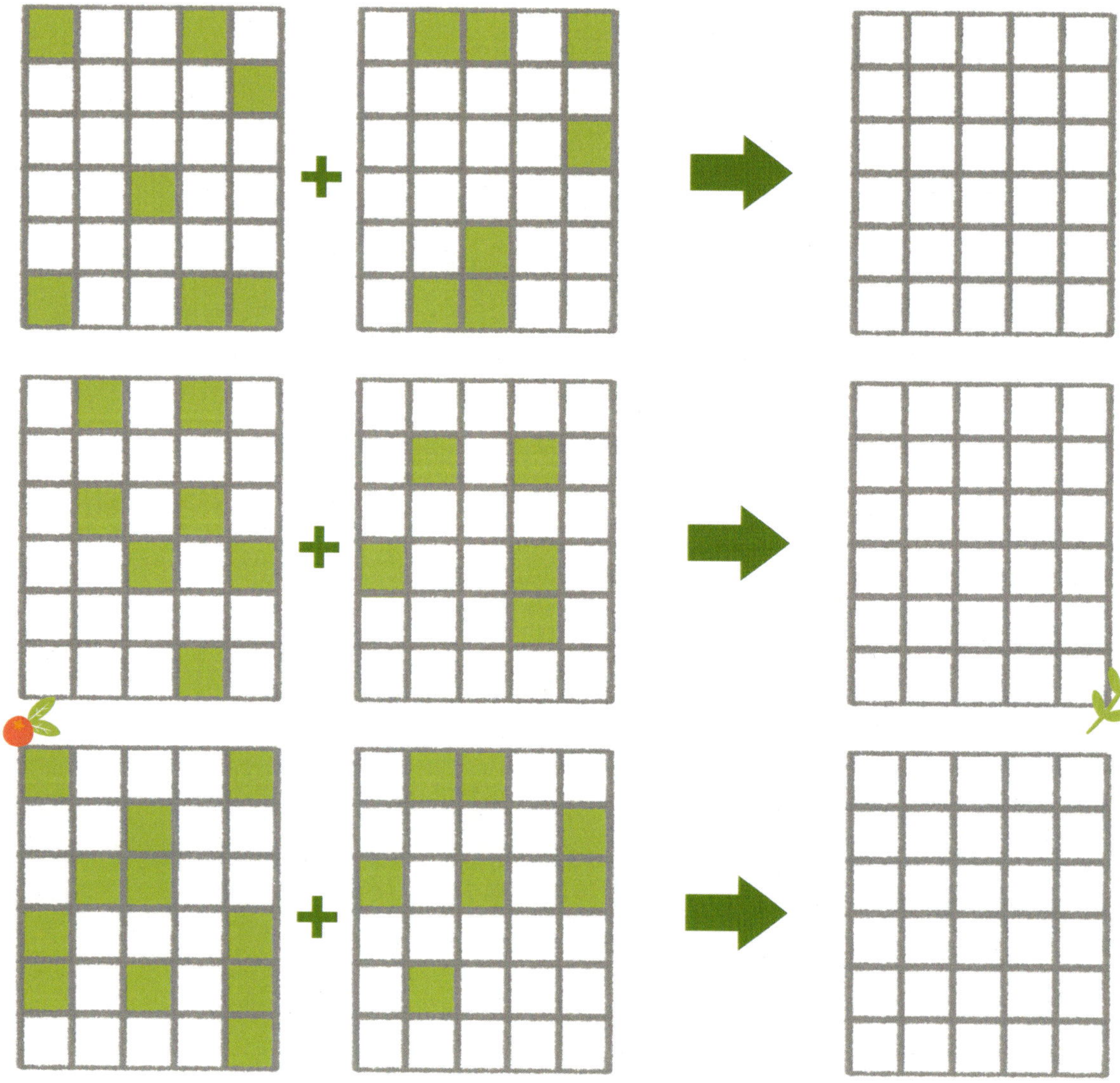

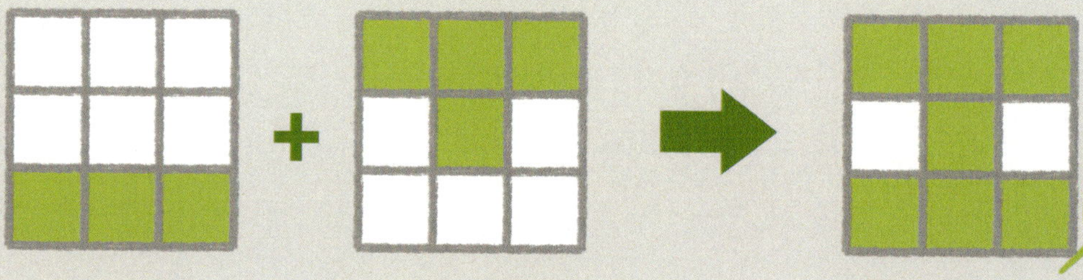

정답으로 나온 것들을 합치면 어떤 단어가 되나요? **정답:** ____________

년 월 일 요일

나의 생활계획표

나만의 생활계획표를 만들어 보고, 차근차근 실천해 보세요.

《예시》

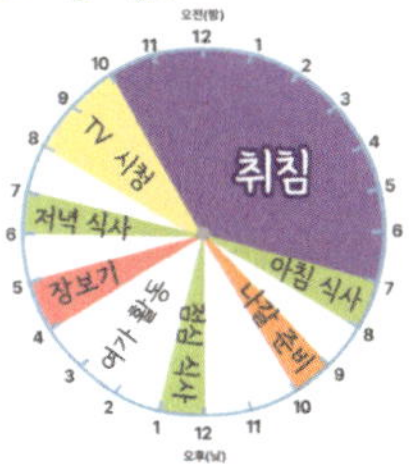

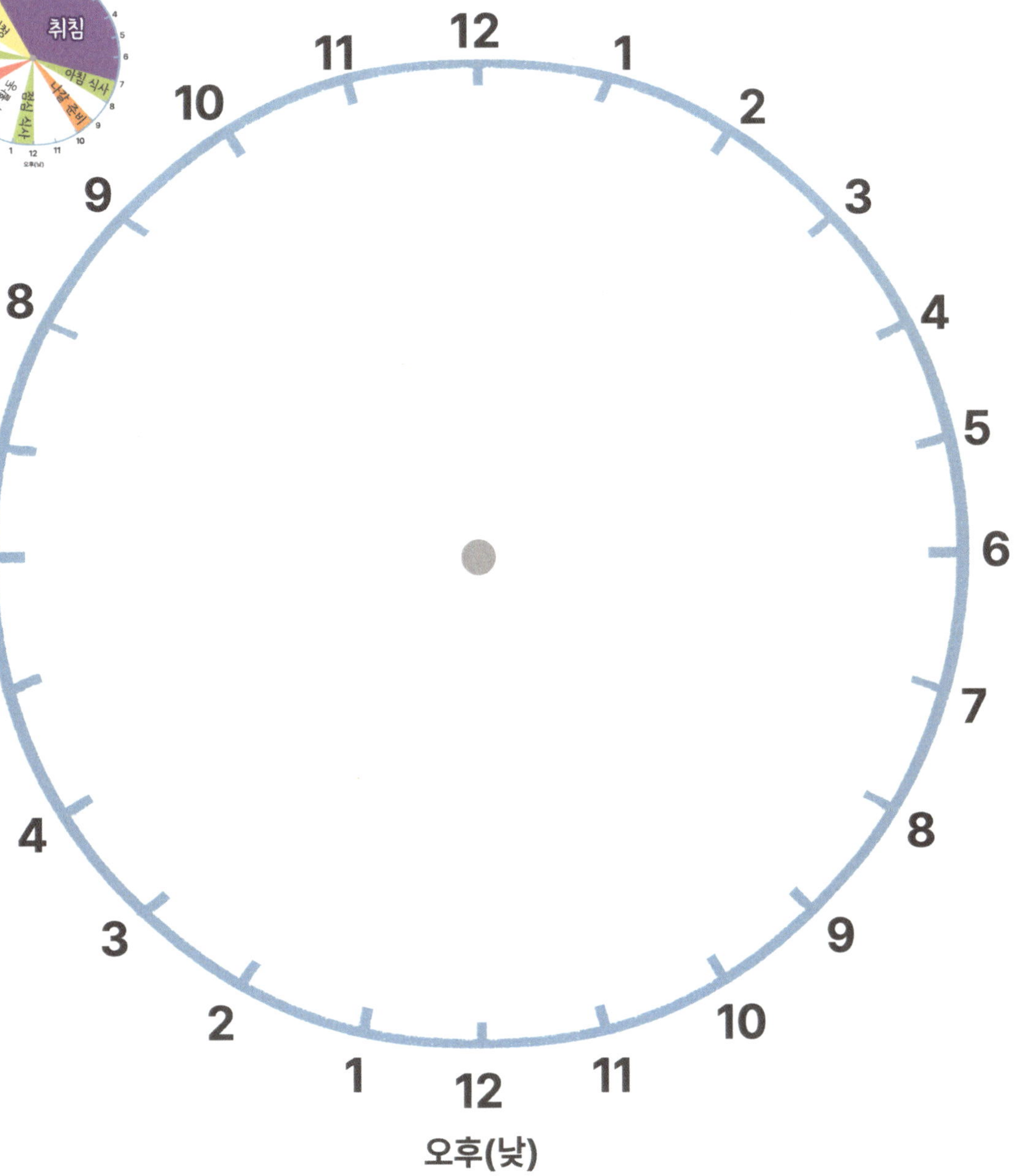

오전(밤)

오후(낮)

불규칙적으로 생활할 경우 무기력함을 느끼기 쉽습니다.
무리하게 일정을 정하기보단 내가 실천할 수 있을 만큼
계획표를 만들어 보고, 규칙적으로 생활하도록 노력해 보세요.

예쁜 전통과자

전통과자를 예쁘게 색칠해서 자른 후, 그릇 위에 붙여보세요.

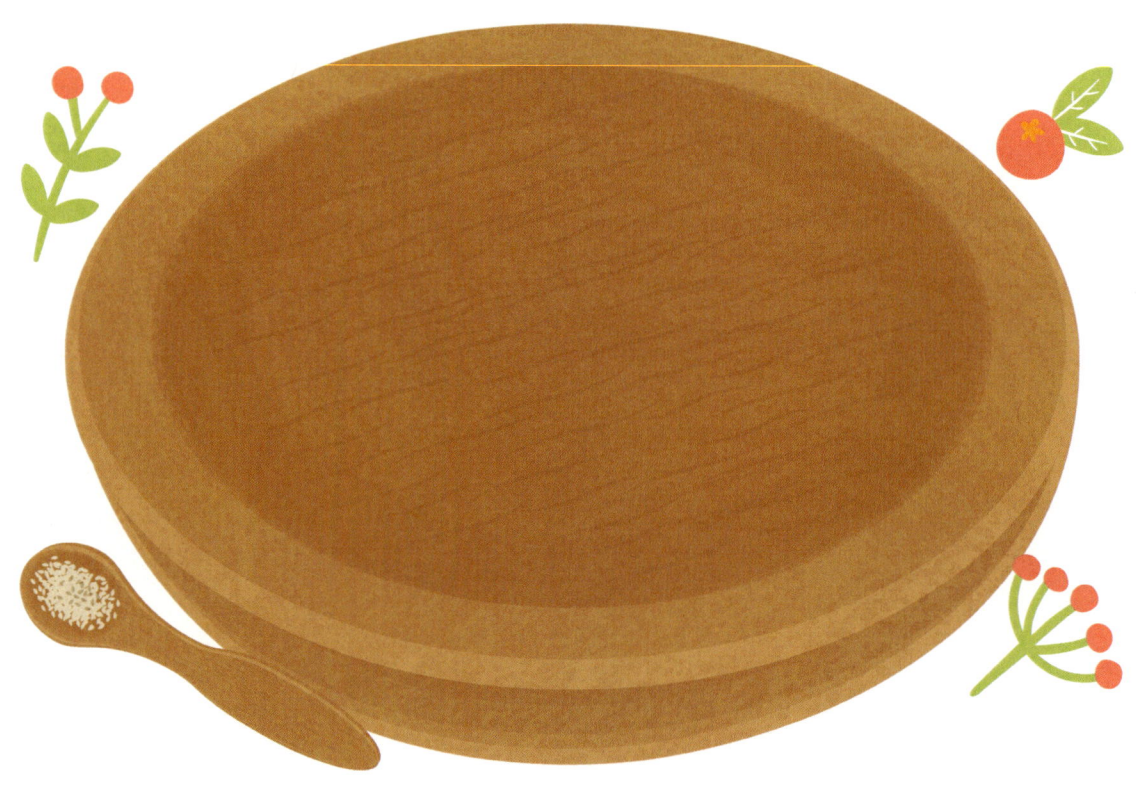

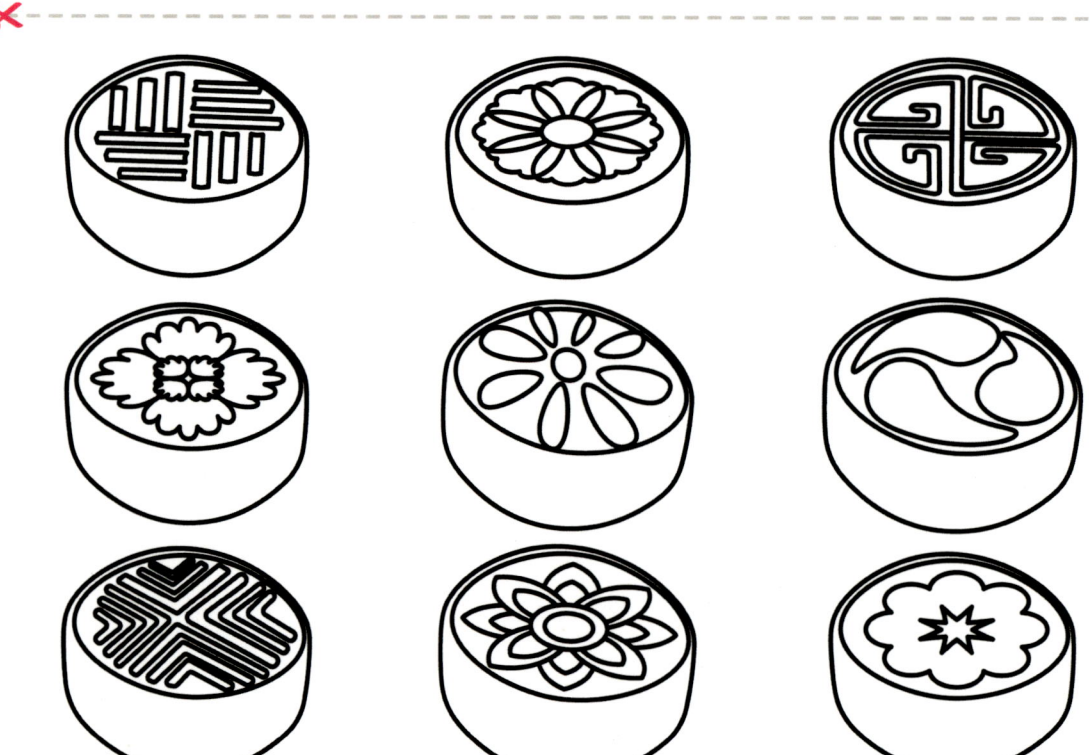

년 월 일 요일

감사 일기

솔직하고 자유롭게 감사 일기를 적어보세요.

감사 일기 쓰는 법

첫 번째. 오늘 하루를 천천히 되돌아보세요.
두 번째. 오늘 있던 감사한 일을 떠올려 보세요.
세 번째. 한 줄이라도 좋으니, 떠올린 내용을 적어보세요.

❋ 오늘 있었던 감사한 일과 감사한 대상에 대해 적어보세요.

_____
_____
_____

❋ 위의 내용을 왜 감사하다고 느꼈는지 적어보세요.

_____
_____
_____

❋ 스스로에게 감사한 점을 적어보세요.

_____
_____
_____

정답

p.4
봄: 벚꽃, 개나리
여름: 매미, 수박, 나팔꽃
가을: 고추잠자리, 단풍잎
겨울: 눈사람, 동백꽃

p.8
1. 3
2. 1
3. 3
4. 2

p.9

p.13

p.18
1. 박인명
2. 김순자
3. 김순자

p.21
1. 버섯 : 버섯전골, 버섯 볶음밥, 버섯전 등
2. 계란/ 달걀: 계란찜, 달걀부침, 계란말이 등
3. 양파: 양파 볶음, 양파 튀김, 양파 조림 등
4. 감자: 감자전, 감자조림, 감자 샐러드 등

p.23
딸기

p.25
바지락
진달래
보름달
보자기
바구니
달무리
사나이
소나기
나들이

p.28
고사리